CONSIDÉRATIONS

SUR LE TRAITEMENT

DES AFFECTIONS INTESTINALES

PAR

LES EAUX DE SAINT-SAUVEUR

PAR

M. CHARMASSON DE PUYLAVAL

Médecin-inspecteur des eaux de Saint-Sauveur
Lauréat de l'Académie de médecine, membre de la Société d'hydrologie de Paris,
Membre correspondant de l'Académie de médecine et chirurgie de Barcelone,
de la Société de médecine de Bordeaux, etc.

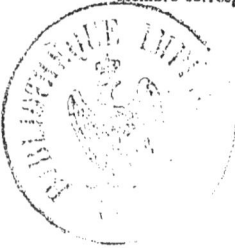

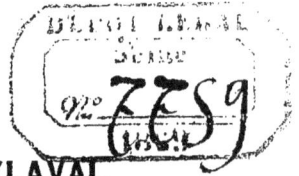

PARIS

GERMER BAILLIÈRE, LIBRAIRE-ÉDITEUR

Rue de l'École-de-Médecine, 17

1869

Extrait des Annales de la Société d'hydrologie médicale de Paris

(Tome XV)

Paris. — Imprimerie de E. Martinet, rue Mignon, 2.

CONSIDÉRATIONS

SUR LE TRAITEMENT

DES AFFECTIONS INTESTINALES

PAR LES EAUX DE SAINT-SAUVEUR

Dans mes travaux précédents, je me suis efforcé de faire ressortir les avantages des eaux de Saint-Sauveur dans le traitement des affections utérines et des névropathies. L'utilité de ces eaux, depuis longtemps reconnue, ne pouvait que recevoir une nouvelle sanction par le résumé d'une clinique thermale de quinze années. En ce moment je me propose d'exposer les résultats obtenus par la même médication sur certaines affections intestinales, qui par leur usage ont trouvé une solution heureuse que l'on s'était en vain efforcé de provoquer par les moyens les plus variés. Je ne parlerai pas des diverses formes de dyspepsie ; un tel sujet nous entraînerait trop loin, et nous offrirait cependant de nombreux succès. Il ne sera question dans cette note que des lésions des membranes muqueuses et musculeuses de l'intestin, dont les formes variées révèlent dans la plupart des cas une ténacité désespérante.

Parmi les divers groupes d'eau minérale, les eaux sulfureuses sont incontestablement celles qui jouissent de la moindre faveur. Plombières, Vichy, Néris, Vals, Bagnères de Bigorre, etc., en France, c'est-à-dire celles qui ont pour base les sulfates, les bicarbonates, les compositions mixtes, se présentent plus particulièrement dans de telles circonstances. On a recours quelquefois, il est vrai, à la médication sulfureuse, quand à un excès de débilitation se joignent un lymphatisme évident ou des manifestations strumeuses. L'indication est dès lors incontestable ; et cependant ces cas ne sont pas les seuls dans lesquels ces eaux trouvent leur emploi et possèdent une certaine efficacité. L'année dernière, messieurs, nous avons exposé devant vous quelques considérations sur les états constitutionnels et sur les formes que peuvent revêtir les affections nées sous l'influence de ces principes. Depuis ce moment, vous avez longuement discuté sur ces manifestations externes, et cette grande question qui s'agite encore au sein de votre Société offre un vaste champ d'exposition et de controverse. Aussi craindrai-je d'abuser de votre bienveillante attention en entrant dans de nouveaux développements sur ce sujet, et ne mentionnerai-je les états constitutionnels et diathésiques que pour constater une fois encore leur importance dans toute affection chronique, son siége et sa durée.

La muqueuse n'étant qu'un équivalent de la peau (d'après le principe de la substitution histologique ou des équivalents, énoncé par Virchow); la muqueuse, dis-je, doit nous présenter le même ordre de lésions, soit dans ses éléments adénoïdes ou glandulaires, soit dans les autres parties constituant ce tissu, telles que les trames connective, vasculaire, nerveuse, etc. Si, en effet, nous poursuivons la série des lésions chroniques qui ont leur siége dans le tube intestinal, abstraction faite des dégénérescences, cancers, tubercules, nous trouvons une identité remarquable avec celles que l'on observe sur le système cutané, les modifications ne dépendant que des conditions spéciales de texture. Aussi la métastase est-elle facile, prompte même, et dans de telles prédispositions la seule indication n'est-elle pas d'agir sur la peau pour y ramener la manifestation primitive, sans néanmoins négliger les moyens généraux propres à combattre le principe constitutionnel?

Mais il est un grand nombre de circonstances dans lesquelles les phénomènes intestinaux débutent d'emblée, si je puis dire ; la cause est inappréciable, ou tout au moins insuffisante pour justifier les symptômes et leur ténacité ; ce sont des douleurs, des constipations, des diarrhées, des météorismes avec un caractère plus ou moins aigu ou franchement chronique, avec alternative de mieux, de calme. L'alimentation, le plus souvent difficile et insuffisante, vient compliquer la situation par les atteintes portées à la nutrition générale, aux fonctions cellulaires ; de là des troubles gastriques, de la faiblesse progressive, du dépérissement et une aggravation consécutive.

Les affections diarrhéiques nous offrent des caractères différents suivant la nature et la composition des produits éliminés. Moins les matières contiennent de substances protéiques, d'éléments histologiques, moins grave est la lésion. Ainsi les diarrhées stercorales, suivant la valeur organique des éléments, suivant la plus ou moins grande abondance de ces substances figurées ; ces diarrhées, disje, à moins d'une fréquence trop grande, sont incontestablement les moins graves. Si, en effet, les matières ne parcourent pas l'intestin avec trop de rapidité, il n'y a d'éliminé que les parties peu propres à la digestion, dès lors l'organisme n'éprouve aucune déperdition notable, la cholestérine elle-même étant résorbée, ainsi que les autres sels. Si, tout au contraire, le mouvement péristaltique est exagéré et permanent, les matières assimilables, sels biliaires et autres, sont rejetées, et comme conséquence inévitable la nutrition est insuffisante et l'amaigrissement rapide.

Mais la diarrhée stercorale s'accompagne le plus souvent d'une hypersécrétion muqueuse. Dans ce cas, les éléments histologiques sont évidents ; si le flux est fréquent, on ne tarde pas à voir survenir une déperdition générale, ce qui arrive dans tout flux muqueux, même simple, bronchorrhée, leucorrhée, et à plus forte raison quand la sécrétion est muco-purulente. Dans les hypersécrétions muqueuses, les matières ne sont pas constamment expulsées ; le mouvement péristaltique peut se ralentir, le mucus et les matières réagissent l'un sur les autres, amènent une décomposition de ces éléments, du météorisme, des malaises, jusqu'au moment où éclate la diarrhée qui donne lieu à l'expulsion de matières plus ou moins solides recouvertes de mucus vitriforme ou mêlées à des masses considérables de mucosités.

Quand le siége de la lésion n'est autre que la partie inférieure du gros intestin, le rectum, le mucus est excrété en abondance plus ou moins grande, même sans fèces. Les malaises provoqués par ces alternatives de constipation et de diarrhée, troublent les digestions gastriques et jettent les malades dans des fatigues insurmontables, dans la tristesse, le découragement, l'hypochondrie même.

Les diarrhées séreuses, par la perte des principes albuminoïdes dont elles provoquent l'élimination tôt ou tard, déterminent une désalbumination progressive et toutes les conséquences de cette désalbuminémie.

On ne saurait passer sous silence quelques-unes des causes occasionnelles les plus fréquentes de ces affections. Les irritations locales, les modifications ou perturbations de l'innervation locale (puisqu'il est démontré que la paralysie ou la section des nerfs augmente la sécrétion muqueuse, probablement par le seul fait de la paralysie des vaisseaux et l'afflux plus considérable du sang), les obstacles à la circulation de la veine porte, et même à la circulation générale, les excitations pathologiques et même physiologiques exagérées, enfin et souvent les brides suites de péritonites partielles qui, opposant un obstacle au cours régulier des matières par le rétrécissement du tube digestif, provoquent des arrêts, des décompositions avec toutes les conséquences que nous avons énumérées, et peuvent même être assez considérables pour donner lieu à des engorgements et à tous les symptômes d'un état congestif ou inflammatoire. Au nombre des causes, il faut aussi faire entrer les agents toxiques, de même qu'une alimentation insuffisante, et en général tout ce qui peut débiliter.

Nous avons parlé de divers principes constitutionnels et diathésiques, soit qu'ils se manifestent spontanément sur la muqueuse intestinale, soit qu'ils s'y fixent par suite d'une lésion antérieure ou d'une répercussion, ce qui se remarque dans le cours des affections cutanées. Quelle que soit, du reste, l'influence sous laquelle ces phénomènes se développent, l'état général ne tarde pas à réagir à son tour et à faire revêtir à la lésion un caractère spécial. Ainsi la scrofule, la goutte, le rhumatisme, la dartre exercent une action puissante sur les affections intestinales, si même elles ne les ont pas provoquées.

La goutte, comme le rhumatisme, se traduit par des phénomènes différents. La congestion intestinale est assez ordinaire dans l'état goutteux, et se lie à la prédisposition hémorrhoïdale ; une circulation irrégulière, assez active, qui tantôt provoque l'engorgement des vaisseaux de la partie inférieure du rectum, tantôt, au contraire, donne lieu à celui des parties moyennes et supérieures, qui entretiennent de simples malaises, ou même assez souvent une abondance de flux stercoraux ou muqueux. Cette hypersécrétion due à l'hypérémie vasculaire est l'une des manifestations les plus communes de l'arthritisme, qui peut aussi se traduire par des troubles de l'innervation locale, tels que des douleurs, des accès névralgiques ou spontanés ou succédant à des névralgies de siéges divers, ce qui faisait dire à Récamier que la migraine *était descendue dans le ventre*, dans le cas où la douleur hémicrânique habituelle avait cédé tout à coup pour être remplacée.par des entéralgies, expression qui traduisait avec une remarquable exactitude la métastase du principe d'un organe sur un autre. Il en est de même pour les états rhumatiques dont les manifestations sur le tube intestinal sont de la plus grande fréquence. La scrofule, dont on connaît les expressions sur la muqueuse sous forme de flux, bronchorrhée, leucorrhée, etc., se traduit aussi souvent sur la muqueuse de l'intestin par des hypersécrétions, surtout dans le jeune âge. Il faut donc en tenir grand compte, ainsi que des modifications sur le tissu adénoïde.

On assiste souvent à des répercussions d'éruptions cutanées de nature dartreuse ou herpétique sur les membranes de l'intestin. Il est aussi de ces flux qui éclatent spontanément sous l'influence de la prédisposition constitutionnelle. Il est donc indispensable de prendre garde à a cause première et aux signes particuliers qui peuvent les différencier et dans le détail desquels nous ne pouvons entrer dans un travail aussi restreint.

Nous terminerons ces quelques remarques en déclarant que nous ne pouvons dans aucun cas adopter l'extension que, dans l'une des dernières séances, M. Doyon a voulu donner à la dartre, et que nous restreignons, au contraire, cette expression à certains caractères spéciaux que les travaux de ces dernières années ont fixés. Nous n'insisterons pas plus longtems sur ce sujet.

Dans les divers états que nous venons de décrire et dont le siége se trouve dans la tunique muqueuse ou musculeuse et les différents éléments qui les composent, quelle sera la médication la plus rationnelle et la plus utile ? Il est deux conditions à remplir : agir sur l'état local d'abord, et ensuite sur l'état général, sur la prédisposition constitutionnelle dans la plupart des cas ; modifier le flux, les conditions de la muqueuse, remonter l'organisme, c'est-à-dire combattre la lésion et l'état constitutionnel. Sans parler des avantages que certaines eaux alcalines ou sulfatées peuvent offrir, nous avons assez d'exemples de succès obtenus par les eaux sulfureuses de Saint-Sauveur, très-alcalines, du reste, dans ces diverses lésions, soit comme régulatrices de la fonction elle-même, de la circulation, de l'innervation, soit comme cause d'expansion périphérique, opérant une dérivation favorable pour dégager la muqueuse, pour ramener même à la peau, si la chose est utile, la fluxion intérieure, et mettant dès lors un terme à la sécrétion intestinale. Sous leur influence, la digestion se régularise, la nutrition comme l'assimilation s'accomplissent de plus en plus facilement, la sécrétion, quand elle existe, se tarit, la fluxion se dissipe, les fonctions générales et interstitielles se remontent, les forces reviennent, le dépérissement et l'amaigrissement disparaissent, et l'organisme rentre dans une voie de plus en plus normale.

Le mode d'administration de l'élément minéral a son importance et doit être surveillé avec prudence, mais sans hésitation. Souvent, en effet, ce qui se remarque, du reste,

dans tout traitement thermal, les premières doses provoquent une recrudescence ; si cette recrudescence ne dé-
passe pas certaines limites, on ne saurait en tenir compte ;
elle ne tarde pas à s'apaiser et à laisser pressentir une
amélioration prochaine. Il ne faudrait cependant pas laisser prendre à cette acuité une trop grande importance.
Malgré les précautions les plus indispensables, l'attention
la plus intelligente, il se peut que l'aggravation persiste.
Suspendre tous les moyens est dès lors l'indication abso-
lue, d'abord provisoirement, et définitivement si un nouvel
essai n'était pas mieux toléré. C'est à la grande habitude
du maniement de l'agent minéral, au tact du médecin, à
apprécier la situation, à se guider d'après son expérience
et les conditions spéciales.

Les phénomènes douloureux ou névralgiques trouvent
aussi un grand amendement par l'usage des eaux sulfureuses. Dans les cas de rhumatisme, l'effet du soufre est
tout expliqué ; il en est de même de certaines prédispositions goutteuses, se traduisant par l'atonie, par des
phénomènes vagues, errants. Les eaux sulfureuses impri-
ment un mouvement de remontement général, et ramènent
même le principe morbide à son lieu d'élection, l'attaque
de goutte simple, franche, le flux hémorrhoïdal, et font cesser les symptômes vagues et viscéraux.

L'atonie musculaire, le ralentissement du mouvement
péristaltique, trouvent aussi un puissant modificateur dans
les eaux sulfureuses en boisson, bains et douches ascen-
dantes rectales. Ces douches exigent une surveillance des
plus sérieuses, si l'on veut en retirer de bons résultats. In-
habilement administrées, elles ne tardent pas à compromettre la situation et même à rendre la poursuite de la
cure impossible.

Quelques exemples justifieront les principes que nous

venons d'exposer et démontreront l'utilité incontestable des eaux de Saint-Sauveur dans le traitement de ces lésions intestinales.

OBSERVATION PREMIÈRE. — M. F., âgé de vingt-quatre ans, est grand, maigre, d'un teint brun, cheveux châtains, d'une faible constitution et d'un tempérament éminemment nerveux. Il a perdu son père phthisique ; son frère a succombé aussi à la même maladie ; sa mère est asthmatique et rhumatisante. Toujours d'une santé très-délicate, ce malade a eu de fréquentes angines, des bronchites, des fièvres tierces, qui l'ont affaibli profondément ; enfin, à la suite d'un travail soutenu et de vives préoccupations, il y a dix-huit mois, il survient une fièvre, à la suite de laquelle on conseille un voyage en Italie. De mauvaises eaux de table, nous dit-il, provoquent à Milan et pour la première fois quelques selles diarrhéiques qui se reproduisent avec des intervalles de mieux prononcés. Un affaiblissement et un amaigrissement des plus considérables en sont les conséquences ; l'appétit se perd, les phénomènes nerveux s'aggravent, et de retour à Paris, M. F. est obligé de se rendre à Pau d'après les conseils les plus éclairés.

Bien que les phénomènes diarrhéiques persistent néanmoins, quelques astringents régularisent l'appétit, mais l'innervation prend le dessus et se traduit par de véritables scènes hystériques, avec constriction, boule, pleurs, etc. C'est de six heures du matin à midi qu'apparaissent très-régulièrement les malaises intestinaux : ce sont d'abord des battements dans presque tout l'abdomen, plus marqués dans le cæcum et le côlon ascendant, de la douleur à la pression, du gargouillement, puis des selles plus ou moins liquides, contenant un mucus abondant ; enfin une dépression énorme qui ne diminue que dans l'après-midi. Ces scènes diarrhéiques se reproduisent quotidiennement ou tous les deux jours ; l'appétit est très-satisfaisant, la digestion gastrique facile. Quant à l'aspect du malade, il indique la cachexie. L'examen du thorax ne fournit aucun signe.

En présence d'une situation aussi grave, je fais commencer le traitement thermal par des bains tous les deux jours, à 33 degrés cent., d'un quart d'heure, et vers quatre heures du soir, la matinée étant toujours mauvaise, et après le cinquième bain, je conseille l'eau de Hontalade à la dose d'une cuillerée dans trois de tilleul, édulcorée avec le sirop de gomme ; frictions d'eau de mélisse sur tout le corps au sortir du bain ; tous les deux jours application de teinture d'iode concentrée sur la partie abdominale droite. Nul incident ne venant contrarier la cure, on pousse les bains à vingt, vingt-cinq minutes, et l'eau minérale à un verre et demi ; la digestion intestinale se régularise, les selles deviennent de plus en plus naturelles, la tension et le gargouillement diminuent ; mais l'amaigrissement persiste malgré le retour des forces. La tolérance s'était établie dès le début.

Pendant l'hiver passé à Pau, le mieux progresse, la surimpressionnabilité se calme et l'huile de foie de morue est bien supportée. Aussi dès le commencement de la saison thermale, M. F. revient-il à Saint-Sauveur. L'amaigrissement paraît exister au même degré avec excavation des tempes. La marche est facile, l'exercice du cheval ne fatigue pas. Quant aux selles, elles sont naturelles ; cependant il existe encore dans le côlon descendant du gargouillement, qui probablement se terminerait par l'expulsion de matières liquides, si le malade ne prenait un lavement pour débarrasser l'intestin. Le traitement n'est autre que celui de l'année précédente, mais avec moins de précautions ; ainsi deux verres de boisson, bains de vingt à vingt-

cinq minutes, quotidiens ; frictions, etc. Après un séjour de
cinq semaines, qui n'est marqué par aucun incident, M. F.
se retire dans les conditions les plus satisfaisantes, la tension,
la sensibilité ainsi que le gargouillement ayant complète-
ment cédé. L'amélioration n'a fait que progresser et a permis
à M. F. de reprendre ses occupations et de les poursuivre.

Les antécédents héréditaires nous avaient fait redouter
une lésion sérieuse et profonde, le tubercule. La marche
de la maladie, la diminution rapide des symptômes nous
ont prouvé qu'il n'existait qu'une hypersécrétion avec hypérémie probable ou état congestionnel de la muqueuse.
Les fonctions générales profondément atteintes se sont re-
montées sous l'influence du traitement sulfureux, et les
phénomènes graves n'ont pas tardé à s'amender et à se
dissiper complétement. Eu égard à l'état antérieur, la ré-
gularité dans le régime sera longtemps nécessaire, et les
écarts seraient tôt ou tard dangereux.

2° OBSERVATION. — Madame X. est âgée de vingt-quatre
ans, grande, svelte, blonde, d'une constitution faible, d'un
tempérament très-lymphatique nerveux. Elle s'est toujours
bien portée, dit-elle, à part quelques malaises et de fréquentes fatigues pendant l'enfance. Rien à noter, du reste,
du côté des parents.

Il y a six mois, cette jeune femme a eu une fièvre muqueuse, à marche lente, sans phénomènes sérieux, et qui
a laissé une telle impressionnabilité intestinale que le
moindre écart dans le régime est suivi d'une ou de plusieurs selles mal digérées, sans être cependant entière-
ment liquides, et chargées d'abondantes mucosités. Ces
garderobes entraînent après elles une grande dépression,
et sont précédées de pincements d'entrailles dont le siége
est variable.

La menstruation est régulière ; mariée depuis deux mois seulement, cette malade voit se renouveler plus fréquemment et les douleurs et la diarrhée. Après avoir mis en usage et sans succès un grand nombre de traitements, elle se rend à Saint-Sauveur. A son arrivée, nous constatons les phénomènes ci-dessus décrits : bon appétit, absence de dyspepsie ; quelques céphalalgies ; état normal de toutes les autres fonctions. Le traitement consiste en bains quotidiens de demi-heure à trois quarts, et un quart de verre d'eau de Hontalade en boisson, coupée avec le double d'une infusion de tilleul, et augmentée progressivement jusqu'à un verre. Pendant les premiers jours, les malaises se reproduisent plus fréquemment, les pincements et les selles reviennent tous les matins. Le traitement est néanmoins continué malgré cet incident ; peu à peu les selles prennent plus de consistance, les pincements s'éloignent, et au départ, après vingt-deux bains, madame X. se trouve dans les meilleures conditions, les fécès étant naturelles et les douleurs nulles.

La guérison obtenue ne s'est pas démentie. Une première grossesse terminée par un avortement n'a pas tardé à être suivie d'un nouvel accouchement facile, sans le retour des malaises antérieurs. Madame X. a même pu allaiter son enfant, continuant à jouir d'une parfaite santé.

Une diarrhée stercorale et muqueuse, quelques douleurs, de la dépression, nous ont paru se relier à un état congestif, reliquat d'une fièvre muqueuse bénigne, et à une hypersécrétion. Quelques bains et quelques verres d'eau en boisson ont suffi pour régulariser la fonction sécrétoire et dissiper l'hypérémie.

3ᵉ Observation. — M. X., quarante-deux ans, taille moyenne, teint blond, pâle, cheveux très-blonds, constitution assez résistante, tempérament lymphatique très-nerveux, très-irritable, ne nous donne aucun renseignement important sur sa famille, et a toujours été prédisposé aux bronchites et à des malaises intestinaux. Depuis un an ces phénomènes se sont aggravés, et actuellement, une heure après l'ingestion des aliments, M. X. éprouve des douleurs sourdes, de la fatigue, de la dépression, des alternatives de constipation et de diarrhée, phénomènes qui se sont encore accrus pendant les deux derniers mois. Le malade a progressivement restreint la quantité des   e t en est arrivé à ne prendre que du lait et du bouillon, sans pour cela voir diminuer ses souffrances, malgré deux cautères sur la région épigastrique et abdominale. Après une constipation de deux à trois jours, il y a explosion diarrhéique de huit à dix selles, très-liquides, avec mucosités, gaz, douleurs intestinales, générales, presque permanentes. L'amaigrissement comme l'impressionnabilité progressent, ainsi que la fatigue, la faiblesse, la tristesse et la crispation du visage. De nombreux traitements mis en usage n'ont produit aucun résultat.

En présence d'une telle susceptibilité, nous forçons le malade à renoncer à la diète et à recommencer l'usage de la viande blanche d'abord, rouge plus tard, en même temps qu'il prend chaque jour un bain de vingt-cinq minutes à 35 degrés cent. Après le quatrième bain, nous lui faisons commencer la boisson à la dose d'un quart de verre, coupée avec tilleul et sirop de gomme, augmentant progressivement jusqu'à un verre, un verre et demi. L'alimentation comme les agents minéraux sont parfaitement supportés, malgré les vives appréhensions de M. X., jusqu'au moment où ayant voulu, contrairement à la prescription, essayer une douche en lavement, toutes les douleurs s'aggravent. Une légère suspension permet bien-

tôt de reprendre la cure, que deux petits incidents diarrhéiques viennent seuls troubler. Cependant le mouvement
intestinal se régularise, la constipation comme la diarrhée
cessent, les digestions deviennent faciles, les aliments
passent sans fatigue, la marche est supportée, ce qui ne
se pouvait auparavant. Enfin après le vingt-cinquième
bain, ce malade avait obtenu une amélioration des plus
notables.

Le mieux progresse pendant l'hiver, et au retour de
l'été M. X. vient faire une nouvelle cure thermale. Les
douleurs, la diarrhée ne reparaissent qu'à la suite de fatigue ou d'un écart de régime. Les dispositions morales
sont bonnes, l'appétit est excellent, vingt bains et un verre
de boisson sulfureuse par jour ne tardent pas à mettre un
terme définitif à toutes les manifestations morbides, qui ne
se sont plus reproduites depuis cette époque. Néanmoins
ce malade doit continuer à se tenir en garde contre les
imprudences.

Ce fait nous reproduit avec la plus grande exactitude
la série des phénomènes que nous avons exposés. Nous
retrouvons cette fermentation muqueuse et stercorale, ces
alternatives de constipation et de diarrhée et les troubles
fonctionnels locaux et généraux, ces malaises hypochon-
driaques. Une saison ordinaire a profondément modifié
l'état morbide, et une seconde cure a rendu la guérison
définitive, à part une susceptibilité native. Il faut noter la
diminution progressive des aliments sans soulagement notable, et, au contraire, le mieux succédant à une nourriture suffisante.

4ᵉ OBSERVATION. — Mademoiselle X. a vingt ans, est
d'une petite taille, d'un teint blond, avec cheveux de la

même couleur, sans maigreur, plutôt même avec un léger embonpoint, d'une constitution assez faible, d'un tempérament lymphatique. Le père de cette jeune malade n'a jamais rendu de matières stercorales liées, et la mère est très-lymphatique et sujette à des hépatalgies.

L'enfance de mademoiselle X. a été bonne. Il y a douze ans, une saison à Saint-Sauveur, où elle avait accompagné sa mère malade, fut suivie trois mois après d'une diarrhée très-abondante, dix à douze selles par jour, de matières tantôt liées, tantôt liquides, même sanguinolentes ; ce qui ne paraît pas cependant l'affaiblir. Au début de la maladie, il existait un eczéma à l'aine droite qui, après avoir disparu, s'est montré de nouveau, il y a six ans, a amené une légère amélioration, et a disparu pour la seconde fois par les eaux de Plombières. Depuis dix ans que dure cet état anormal des fonctions digestives, on a épuisé toutes les ressources de la thérapeutique, bismuth, huile de foie de morue, teintures balsamiques : Eaux-Bonnes, Plombières, Luxeuil, homœopathie , tout a été inutilement essayé ; l'opium seul paraît soulager. La menstruation, bien que peu abondante, est régulière. Enfin mademoiselle X. vient faire une cure à Saint-Sauveur. Ses selles se reproduisent six à huit fois par jour, à des heures assez irrégulières pour rendre impossibles toutes distractions, courses, promenades, etc. Nous conseillons des bains quotidiens de quinze minutes à 33 degrés, suivis de l'application d'un sinapisme sur l'abdomen, moyen auquel il faut assez promptement renoncer ; il en est de même de l'eau en boisson, qui augmente le mouvement péristaltique. Sous l'influence des bains seulement, les matières prennent plus de consistance en perdant de leur fréquence (quatre à cinq selles par jour) ; le mieux continuait à progresser, quand deux indigestions à huit jours d'intervalle paraissent le compromettre et sur-

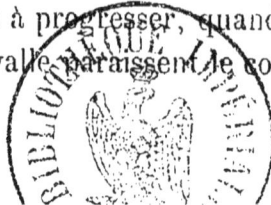

2

tout amènent de la fatigue et une grande faiblesse. La cure cesse après le vingt-troisième bain.

L'hiver est comparativement meilleur que les précédents. Les selles, plus liées et ne contenant plus de sang, ne se renouvellent que deux à quatre fois par jour, ce qui est déjà un grand progrès, bien qu'il faille comme par le passé avoir recours au bismuth et à l'opium. Une seconde cure de vingt et un bains l'année suivante, pendant laquelle il ne survient aucun incident, consolide l'amélioration : il n'y a plus que deux à trois garderobes par jour, liées, même assez solides, avec augmentation des forces, et même de l'embonpoint. Après un hiver très-beau, les selles ayant été encore plus rares que précédemment, le printemps amène une légère fatigue, qui disparaît assez promptement.

Cette malade est venue faire une troisième cure, n'éprouvant aucun malaise, et très-satisfaite des résultats obtenus, qui lui permettent de prendre part à la vie commune et à quelques distractions : deux ou trois selles par jour moulées, stercorales, n'est-ce pas une guérison dans les conditions où se trouvait depuis dix ans cette jeune malade? Je l'ai engagée à revenir assez souvent prendre quelques bains sulfureux, puisque ce n'est que par leur usage qu'elle a pu amender une situation aussi déplorable.

Un mouvement péristaltique exagéré, une hypersécrétion muqueuse et même sanguinolente, tels sont les phénomènes que nous présente cette observation. Si l'on remonte au début de la maladie, on trouve un eczéma, manifestation de la scrofule, qui disparaît au moment où apparaissent les phénomènes diarrhéiques, dont l'amendement est suivi du retour de l'éruption, et l'aggravation de la disparition définitive de cette même éruption. Il s'agirait donc d'un principe constitutionnel pour expliquer la ténacité des symptômes. L'insuccès évident de toutes ses médications avait profondément découragé la malade ; les eaux de Saint-Sauveur en bain seulement ont combattu victorieusement l'affection et même la maladie générale, et ramené un état de santé comparativement à celui qui existait auparavant.

5° Observation. — Mademoiselle X., vingt ans, taille moyenne, constitution délicate, assez faible, tempérament lymphatique extrêmement nerveux, est issue de parents rhumatisants ; la mère, en outre, très-lymphatique, est atteinte depuis sa jeunesse d'une leucorrhée abondante. L'enfance de cette jeune fille a été très-délicate avec de nombreux malaises : les règles, très-normales, sont suivies d'un écoulement vaginal considérable, contre lequel elle n'a jamais voulu employer de remèdes.

Il y a deux ans, mademoiselle X. a éprouvé de violentes douleurs abdominales rhumatiques, qui ont amené une grande fatigue. Depuis dix-huit mois, à la suite de ces douleurs, il est survenu un dérangement dans l'appétit et la digestion, de l'irrégularité dans les selles, et enfin des alternatives de constipation et de diarrhée avec tiraillements et malaises épigastriques : de là, faiblesse, dépérissement progressif ; une seule selle, mal digérée, provoquant une suite d'évanouissement. Ces demi-syncopes ne se montrent qu'à des intervalles plus ou moins longs et entraînent après elles une telle fatigue que la marche devient impossible ; la prostration, les douleurs lombaires et fémorales sont prononcées.

La céphalalgie, l'impressionnabilité, la mobilité du visage, le refroidissement des extrémités, vont toujours croissant. Du reste, rien dans le thorax ni l'abdomen à la percussion ni à l'auscultation. Luchon et Plombières ont paru soulager, mais pour peu de temps ; les bains de mer autrefois ont été favorables. C'est dans ces conditions que mademoiselle X. est dirigée sur Saint-Sauveur. Je lui prescrit un bain chaque jour, de vingt à quarante minutes à 33 degrés cent., de l'eau ferrugineuse de Viscos aux repas, et un quart de verre jusqu'à deux verres d'eau sulfureuse de Hontalade, coupée avec le tilleul. Le traitement ne provoque aucune fatigue, malgré un retour de la diarrhée stercorale et muqueuse. La cure consiste en vingt-cinq bains et trente jours de boisson. Au départ, les forces étaient augmentées, et les moments de fatigue plus rares. Depuis la saison thermale, la santé de cette malade s'est remontée et les phénomènes intestinaux n'ont plus reparu. Actuellement, plusieurs années se sont écoulées depuis ce traitement ; mademoiselle X. jouit d'une santé excellente ; mariée, elle supporte les veilles et les fatigues de la vie parisienne.

A la suite de douleurs rhumatiques héréditaires apparaissent des phénomènes névropathiques du côté de la digestion, puis des alternatives de constipation et de diarrhée avec spasmes. Le lymphatisme, qui se traduisait par une leuccorhée habituelle, compliquait la prédisposition rhumatique. Un traitement assez court a mis promptement un terme à tous les symptômes et remonté complétement l'organisme.

6° Observation. — Madame X. est âgée de trente ans, d'une taille moyenne, maigre, d'une constitution résistante, d'un tempérament lymphatique très-nerveux. Rien à noter dans la famille. Elle-même a toujours joui, dit-elle, d'une bonne santé, malgré une certaine délicatesse et de fréquentes angines pultacées, qui parfois nécessitaient des cautérisations. Il en est résulté des granulations au pharynx avec rougeur et développement des amygdales. La menstruation a toujours été régulière, mais pâle.

Mariée depuis quelques années, madame X. a eu deux couches heureuses : il y a trois ans, elle a eu une angine contre laquelle on prescrit un vomitif qui ne provoque aucun vomissement, mais donne lieu à d'abondantes selles, à la suite desquelles apparaissent de violentes douleurs intestinales, avec état inflammatoire, qui ne cède qu'à une application de sangsues et des émollients. Il en est résulté une surimpressionnabilité des entrailles avec garderobes plus ou moins moulées, mucosité et douleur, pincements au niveau du côlon.

Cet hiver, une nouvelle explosion inflammatoire a nécessité le même traitement. Depuis quinze jours le malaise intestinal a reparu à un moindre degré, se traduisant par une selle non moulée : il existe aussi de la leucorrhée, et des aphthes vulvaires assez fréquents.

Le traitement consiste en un bain chaque jour, à 34 degrés de vingt-cinq à quarante-cinq minutes ; gargarismes trois fois par jour, injection vaginale de cinq à dix minutes. Peu à peu diminution des pincements ; régularisation des selles et cessation de la leucorrhée ; au départ, après vingt bains, vingt-huit injections, tous les phénomènes avaient cédé, et la guérison ne s'est pas démentie.

Cette observation nous présente un état catarrhal de la muqueuse avec exacerbation congestionnelle, et même inflammatoire, état lié à de la leucorrhée, des aphthes et des granulations. La boisson sulfureuse eût rendu certainement de grands services, si la constitution médicale ne m'avait pas forcé à m'en abstenir.

7ᵉ Observation. — Madame X., vingt-huit ans, très-maigre, pâle, cheveux foncés, constitution faible, tempérament très-nerveux, est issue de parents aussi très-nerveux. Son enfance a été très-délicate et maladive, avec un ventricule très-impressionnable. Je passe sous silence une affection utérine survenue à la suite de couches et qui a exigé divers traitements ; maintenant l'organe est sain.

Les malaises gastriques ont augmenté. Cette malade éprouve une sensation d'ardeur, de brûlure le long de l'œsophage et principalement au cardia, état qui se lie à à une constipation des plus opiniâtres (huit à dix jours) avec douleurs abdominales et se terminant par l'expulsion de matières entourées de mucosités vitriformes. Il y a eu jadis des symptômes d'irritation intestinale ; les accès épigastralgiques durent plusieurs heures. Madame X. est sans cesse tourmentée du besoin de prendre des aliments et de la crainte de satisfaire son désir. La surimpressionnabilité est des plus vives, les pleurs sans cause, l'agitation, la tristesse, l'accablement, la surexcitation se succèdent, le sommeil est rare. Depuis trois mois l'amaigrissement a fait de rapides progrès ; la menstruation est devenue difficile et irrégulière. C'est dans ces conditions que cette malade arrive à Saint-Sauveur : bain à 33 degrés de vingt-cinq minutes; boisson sulfureuse de Hontalade un quart à un verre, avec tilleul, injection de cinq à dix minutes ; frictions d'eau de mélisse sur la partie inférieure du corps. On est obligé de combattre les craintes de madame X. pour la forcer à prendre une alimentation suffisante, qui cependant est digérée. La constipation persiste à peu près au même degré, malgré les lavements, et provoque le retour de tous les malaises. La cure composée de vingt bains n'amène pas une amélioration notable ; seulement l'alimentation est suffisante actuellement.

Deux mois plus tard, vers le commencement de novembre, les règles reviennent très-normales ; dès ce moment tous les malaises disparaissent, et l'année suivante, madame X. revient à Saint-Sauveur. L'embonpoint, la fraîcheur du teint la rendent méconnaissable ; la santé est parfaite : aussi est-ce par simple précaution qu'elle vient faire cette seconde cure, qui se passe sans incident. La guérison s'est maintenue.

Une grande susceptibilité gastrique, plus tard une affection utérine, une irritabilité intestinale, accusée par une irrégularité menstruelle, enfin une constipation invincible, plus tard des malaises névropathiques et de l'hypochondrie, tels sont les phénomènes offerts par cette malade. Pendant la cure, nulle amélioration, si ce n'est l'habitude de prendre de la nourriture : mais, ce qui du reste arrive fréquemment, deux mois plus tard, le retour régulier du flux menstruel opère la dérivation la plus favorable et fait cesser tous les phénomènes.

8ᵉ Observation. — M. X., quarante-cinq ans, grand, sans maigreur, teint blond, cheveux châtains, constitution bonne, tempérament sanguin nerveux, a un père rhumatisant, une mère névropathique. Sa santé a toujours été bonne, dit-il, à part quelques douleurs lombaires et un dépôt urineux briqueté. Depuis quelques mois, il a commencé à ressentir des douleurs intestinales générales avec constipation, lenteur de la digestion, tristesse et disposition hypochondriaque; appétit peu prononcé, flatulence, fatigues, dépression, agitation nocturne. L'intensité des douleurs abdominales est progressive. Les laxatifs, les opiacés, n'ont procuré qu'un soulagement momentané ; les bains émollients et alcalins n'ont donné aucun résultat.

M. X. vient essayer les eaux de Saint-Sauveur, que je lui
administre en bains de demi-heure à 32 degrés cent. avec lavements minéraux tous les deux jours. Après une légère
exacerbation pendant les sept premiers bains, un mieux très-
léger se déclare. Enfin après vingt-huit bains et dix lavements, ce malade quitte Saint-Sauveur sans avoir éprouvé
l'amélioration qu'il espérait.

Huit jours après le départ, un flux hémorrhoïdal très-
abondant se déclare, persiste pendant douze jours et met
fin à tous les malaises ; la santé se rétablit complétement
et persiste depuis ce moment.

Une tendance arthritique avait provoqué des souffrances
intestinales réfractaires à tous les moyens mis en usage.
Les eaux sulfureuses, en facilitant la congestion inférieure
du rectum et un flux hémorrhoïdal, ont amené une guérison prompte ; nous avons obtenu le même effet dans un
grand nombre de cas.

9e OBSERVATION. — M. X., soixante ans, taille moyenne,
maigreur, teint brun, cheveux gris, constitution forte,
tempérament très-nerveux, a eu, il y a dix ans, une éruption papuleuse aux jambes, avec prurit, et qui a cédé par
l'usage de tisanes amères. Auparavant, la santé était excellente, à part quelques épigastralgies.

Depuis sept mois, à la suite d'un refroidissement causé
par une course sous une pluie violente, malaises gastriques,
vertige, faiblesse, accès fébriles passagers, douleurs abdominales, errantes, constipation prononcée, inappétence,
flatulence , dyspepsie , langue assez rouge , fendillée,
sommeil irrégulier, agitation nocturne. L'affaiblissement
comme l'amaigrissement font des progrès. C'est dans de
telles conditions que M. X. vient faire usage des eaux de
Saint-Sauveur.

Bains à 32 degrés cent., de un quart à une demi-heure ; un quart à un verre et demi d'eau de l'établissement, coupée avec tilleul, après le quatrième bain ; tous les deux jours, lavements d'eau minérale ou douche ascendante rectale. Les premiers jours, aggravation de tous les malaises ; mais peu à peu diminution de la dyspepsie et des douleurs locales. Après vingt bains et huit douches, l'amélioration était peu prononcée.

A son retour l'année suivante, le malade nous dit qu'un mois après la saison thermale, le mieux s'était déclaré franchement par le retour de l'appétit, la cessation de la constipation et des souffrances intestinales. La santé depuis ce moment n'a pas cessé d'être très-bonne, et M. X. ne revient que pour se mettre à l'abri d'une rechute. Il suit le même traitement que précédemment, et au départ se trouve dans les meilleures conditions.

A la suite d'un refroidissement, les fonctions gastriques et intestinales s'altèrent par suite d'une congestion probable de ces parties, et peut-être aussi de la rétrocession de l'éruption vers la muqueuse. Le mouvement d'expansion périphérique dû au traitement thermal a dégagé les parties profondes et rétabli les fonctions de l'appareil digestif.

Nous pourrions multiplier ces exemples, toujours très-nombreux dans une longue pratique. Nous craindrions de donner à ce travail une extension que ne comporte pas une simple lecture, qui n'a d'autre but que d'appeler l'attention sur l'utilité des eaux sulfureuses, et particulièrement de celles de Saint-Sauveur dans le traitement de quelques affections intestinales. Dans les observations qui précèdent, on a pu constater des lésions variées : ainsi des hypersécrétions, des engorgements, des congestions de la muqueuse, se compliquant de constipation, de décom-

3

position des fécès, conséquence de l'action du mucus sur le résidu alimentaire, de la diarrhée consécutive. Dans les n°ˢ 7 et 8, c'est une congestion qui cède dès l'apparition des règles ou du flux hémorrhoïdal ; dans ce dernier cas la présence de l'acide urique dans les urines rendait la prédisposition arthritique évidente, et la solution par les hémorrhoïdes venait corroborer l'existence de ce principe constitutionnel. Enfin, dans le neuvième exemple, une éruption papuleuse antérieure, puis un refroidissement, en modifiant la sécrétion cutanée, produit par une double répercussion des phénomènes gastriques et intestinaux. La première observation présentait un haut degré de gravité par un dépérissement profond, et une débilitation si prompte et si prononcée.

Dans toutes ces circonstances, l'administration de l'élément sulfureux a donné les plus heureux résultats. En terminant, nous citerons un nouveau cas de douleurs générales de la plus grande intensité, qui depuis quatre ans rendaient le malade incapable de se mouvoir sans un appui, et qui ont cédé instantanément à la suite d'un flux hémorrhoïdal abondant, quinze jours après une vingtaine de bains de Saint-Sauveur.

Dans tous les cas qui précèdent, non-seulement l'état local s'est amendé et guéri, mais l'organisme lui-même s'est remonté rapidement. L'embonpoint est revenu et la débilitation a fait place au retour des forces.

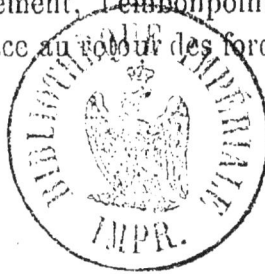

Paris — Imprimerie de E. MARTINET, rue Mignon, 2.

www.ingramcontent.com/pod-product-compliance
Lightning Source LLC
Chambersburg PA
CBHW060517200326

41520CB00017B/5084